OBSERVATIONS CRITIQUES

AU SUJET

DU RAPPORT DE M. LE Dr. BARTOLETTI

SUR

LES MESURES A PRENDRE

CONTRE LA PESTE QUI SÉVIT EN PERSE.

PAR LE Dr. S. ZENNARO.

CONSTANTINOPLE,

IMPRIMERIE M. DE CASTRO. — GALATA, RUE BILLOUR 12.

1872.

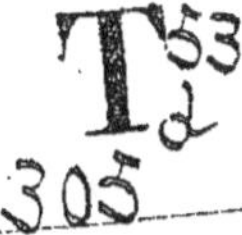

OBSERVATIONS CRITIQUES

AU SUJET

DU RAPPORT DE M. LE Dr. BARTOLETTI

SUR

LES MESURES A PRENDRE

CONTRE LA PESTE QUI SÉVIT EN PERSE.

PAR LE Dr. S. ZENNARO.

CONSTANTINOPLE,

IMPRIMERIE N. DE CASTRO. — GALATA, RUE BILLOUR 12.

1872.

OBSERVATIONS CRITIQUES

AU SUJET

DU RAPPORT DE M. LE Dr. BARTOLETTI

SUR LES MESURES A PRENDRE

CONTRE LA PESTE QUI SÉVIT EN PERSE.

Dans les Nos. 1, 2, avril–mai, la *Gazette Médicale d'Orient* a publié un rapport de M. le Dr. Bartoletti, sur les mesures à prendre contre la peste qui sévit actuellement en Perse, rapport présenté au conseil supérieur de santé.

J'ai lu ce rapport avec un vif intérêt, car il a pour but de préserver l'Empire Ottoman ainsi que le monde entier d'un redoutable fléau.

A cette occasion je ne puis m'empêcher de faire quelques observations afin d'élucider quelques points un peu obscurs et de développer quelques autres de nature équivoque.

D'abord, l'auteur de ce mémoire annonce la manifestation de la peste non seulement à Bana, mais aussi dans les districts de Mukry, de Sakyz et de Sooutsch-Boulak, confirmée par la commision sanitaire dépêchée sur les lieux infectés. D'après l'opinion de M. Castaldi, délégué sanitaire ottoman à Téhéran et rapporteur de ladite commission, le point de départ de la peste serait probablement Djoumouchan dans le district de Mukry.— M. Bartoletti cependant, ne partage pas cet avis, puisque d'après lui, les foyers pestilentiels du Kurdistan persan ne sont

« que le rayonnement des foyers plus intenses de l'intérieur du royaume ravagé par la famine, et aussi, il répète plus bas, « que les foyers se sont portés du centre vers la périférie. » Quant à nous, loin de repousser ouvertement cette hypothèse, nous croyons qu'on ne peut contester des faits avérés jusqu'à ce qu'on ne produise des preuves contraires. A ce propos répondant à M. Bartoletti, je répondrai en même temps à un autre savant qui prétend que la maladie a été importée de Miandjouab à Djoumouchan, car, dit-il, un individu de ce village porteur d'un paquet de coton retournant de Miandjouab à Djoumouchan a été atteint de peste. — Peut-on affirmer cela comme un fait, si l'on ne sait pas que la peste était déjà à Miandjouab? et du moment que le paquet de coton était de provenance inconnue? On pourrait le soutenir si le Dr. Mirza Abdul-Aly avait constaté la peste à Miandjouab, et dans ce cas, comme le dit M. le Dr. Castaldi, « le point de départ de la maladie ne serait plus un problème. » Or, l'individu en question à son départ de Djoumouchan ne pouvait-il pas avoir sur lui et en lui les germes spécifiques de la maladie? Le paquet de coton qu'il portait sous son bras recélait-il absolument les germes contagieux? La maladie ne pouvait-elle pas se manifester spontanément à Djoumouchan, indépendamment de ce paquet de coton? Voilà des points de la plus haute importance, pour résoudre lesquels M. Castaldi avait le projet de poursuivre ses recherches si Miandjouab était infecté, si la maladie s'y était développée spontanément, ou si elle y était importée et de quelle localité, et ainsi arriver au véritable point de développement de l'épidémie. —Mais malheureusement à moitié chemin la commission fut assaillie à coup de fusil, et dût rebrousser chemin, laissant ainsi une regrettable lacune sur le point de départ primitif de la peste. —Néanmoins puisque le village de Djoumouchan a été évidemment atteint par la peste, fait constaté par le Dr. Mirza Abdul-Ali, et que de là elle se propagea à Arbanouz, à Sandjak, à Gultépé, à Charab etc. localités très rapprochées les unes des autres, c'est probablement à Djoumouchan, et incontestablement dans le district de Mukry, c'est donc dans le Kurdistan persan et non ailleurs où la peste a dû prendre sa naissance primitive. Outre ces arguments, pour revenir exclusivement à M. Bartoletti je dirai que les indications des indigènes des pays atteints viennent à l'appui de cette thèse, et que d'après les investigations fort soigneuses de M. Castaldi, résidant à Téhéran, puisées spécialement dans le cercle des étrangers qui n'ont aucun intérêt de cacher la vérité, aucune autre partie du royaume, excepté le Kurdistan, n'était le théâtre d'une épidémie aussi transmissible que meurtrière que la peste kurde. S'il y avait eu quelque foyer épidémique pareil dans le centre du royaume, M. Castaldi eut été plus à portée de l'apprendre se trouvant à Téhéran, ville presque centrale du territoire persan. Si l'on voulait quand même considérer le foyer primitif provenant de l'intérieur, dans ce cas, quel serait le nom de la localité originairement contaminée, et quand et par quels moyens la peste se serait-elle disséminée au nord, au sud et à l'ouest? Il est vrai que le gouvernement de S. M. le Chah a toujours eu le machiavélisme de cacher tout ce qui s'est passé et se passe encore à l'heure qu'il est, et de soutenir avec un grand courage des choses contraires à la vérité. Mais ici ce n'est pas de lui qu'on tient ces renseignements, mais bien des employés ottomans, auxquels incombe le devoir de rapporter les faits tels qu'ils sont. Il est vrai du reste, que l'administration sanitaire a attiré l'attention de son délégué, au temps de la disette et de la famine, sur la possibilité de l'apparition de la peste dans les contrées persanes. Et il est vrai aussi que l'intendance sanitaire de Constantinople et non celle de la Perse, a révélé au monde son développement dans le Kurdistan persan, développement malicieusement caché par le gouvernement de la Perse. Mais de l'autre côté on ne doit pas juger différemment des rapports officiels, en tâtonant dans l'ombre, et émettre une hypothèse, laquelle tout en étant un simple doute, ne porte pas moins atteinte à la réalité du fait.

Enfin quelle que soit la manière d'expliquer le point de la génèse primitive de la peste, il est probable que cette épidémie ait pris naissance à Djoumouchan, d'où elle s'est propagée aux villages environnants, que le principe primordial ait eu son éclosion dans le district de Mukry, province du Kurdistan, et par conséquent que les foyers spontanés loin d'être déplacés du centre du royaume dans le Kurdistan persan, c'est dans le Kurdistan même qu'ils acquerirent leur développement et la force de propagation.

Une fois que le conseil supérieur de santé de Constantinople a appris la nouvelle officielle que la peste avait éclaté dans les contrées persanes, il était tout rationnel de sa part d'aviser aux meilleurs moyens médico-politiques pour garantir le territoire ottoman du terrible fléau.

C'est à cette occasion et dans ce but que M. Bartoletti a rédigé et lu au conseil supérieur de santé son important rapport, et a fait certaines motions, que nous tâcherons d'examiner selon la mesure de nos forces.

D'abord on ne peut pas contester à M. Bartoletti le mérite de connaître parfaitement la topographie de l'Empire et d'avoir une grande perspicacité dans l'administration des affaires sanitaires. Fort de ses études pratiques, il entre d'emblée dans certains détails préliminaires sur la configuration topographique de la frontière et sur la nature étrange des habitants du Kurdistan persan, afin de faire apprécier la valeur de ses propositions.

L'apparition de la peste dans le Kurdistan persan réclame, dit-il, «des mesures assez sévères»— Le cordon sanitaire à la frontière fonctionnant déjà a interrompu immédiatement toute communication. Mais ce moyen tel qu'il est n'est pas suffisant pour repousser toute invasion. L'épidémie gagnant en extension il est nécessaire de rendre plus étendues et plus complètes les précautions, embrassant toute la frontière et comprenant toutes les provinces limitrophes de la Perse, c'est-à-dire, montant toute la ligne de Bayazid jusqu'au golfe persique. M. Bartoletti croit non seulement possible, mais relativement facile, plus qu'on ne le pense, l'œuvre d'y concentrer une surveillance efficace. Il fait observer que cet espace vaste et long presque de 600 milles anglaises est coupé par des chaines de montagnes taillées à pic, formant autant de barrières naturelles, ne laissant que des rares défilés de communication entre la Perse et la Turquie, et que ces défilés sont le siège de postes sanitaires.— Ainsi : du côté du nord il y a le lazaret de Bayazid point de passage le plus important pour le commerce persan, et à Hanneguine un autre lazaret chemin très fréquenté par les pélerins, surtout pendant les fêtes de Moharem; au nord de Bayazid il y a les postes sanitaires de Bach-kalé et de Koutour; au sud, celui de Revendouz, endroit d'un commerce local secondaire ; puis vient la quarantaine de Sulemanié, et au Sud de Hanneguine il y a le poste de Mendeli. D'où il conclut que deux seulement sont « les routes principales à garder, celle de Bayazid et celle de Hanneguine. » Premièrement si les routes de Bayazid et de Hanneguine sont vraiment les plus fréquentées par les négociants et par les pélerins, tous les autres défilés ne sont pas occupés par de postes et de gardes sanitaires, car il y en a une assez grande quantité plus ou moins étroits et plus ou moins franchissables. Pour l'honneur de la vérité nous devons avouer que nous en ignorons le nombre et que M: Bartoletti ne le sait pas plus que nous, mais nous pouvons assurer qu'ils sont assez nombreux, que s'ils sont infranchissables en hiver à cause des neiges qui les obstruent ils sont ouverts et accessibles en d'autres saisons ; et que si par ces détroits une caravane religieuse ou commerciale ne peut pas passer, des bandes de tribus, peuvent fort bien passer clandestinement, bravant toute surveillance sanitaire et compromettant la sécurité des populations de la frontière ottomane.— Maintenant, que des tribus nomades mi-sauvages soient éparpillées le long de la frontière, il n'y a point de doute; comme le dit M. Bartoletti, la tribu de Baleks occupe le district de Revendouz; et les autres de Bilbao, de Ako et de Zahibi stationnent à Keuy Sandjak etc. etc. Selon notre manière de penser, il n'est pas si facile de fortifier cette ligne, et supposant même qu'on puisse la surveiller par la force sanitaire et militaire jusqu'à Hanneguine et Mendeli, le service défensif ne serait du tout complet, car il y aurait aussi à fortifier le restant de la frontière aboutissant jusqu'au golfe persique, c'est-à-dire de Hanneguine et Mendeli jusqu'à Bassora, ligne immense, conventionnelle, constituée de vastes plaines sans être délimitée, où, malgré la facilité de surveillance préconisée par M. Bartoletti, on rencontre, toujours, d'après son assertion même «des grandes difficultés dans l'application des mesures sanitaires.» En effet les difficultés de ce côté sont plus évidentes non seulement à cause de la grande longueur de la ligne, mais par le fait aussi qu'il n'y a ni montagnes, ni rivières pour la démarcation des frontières, et où les communications commerciales, au dire de M. Bartoletti, sont interceptées par des tribus nomades. Ces peuplades, d'après l'opinion générale, ne se bornent pas à traverser en automne avec leur troupeaux le territoire ottoman pour y passer l'hiver, et au printemps de retourner sur les plateaux persans. N'étant pas de nature pacifique, mais au contraire d'un caractère féroce et exerçant l'état de brigands, ils franchissent la frontière par de petits détachements tantôt d'un côté tantôt d'un autre, dans le but de piller et de ravager; ce qui est pour eux la chose la plus facile du monde, car la tente sur un animal, et la casserole à la main, l'expédition est prête, et l'invasion accomplie. Comme on le voit clairement si tout voyageur ne traverse pas aisément le territoire ottoman du côté de la Perse, ceux-là cependant le traversent à leur gré et en tout temps pour piller et pour dévaster les villes et les villages de la Turquie. Puisque ces tribus barbares interceptent de ce côté-là tout passage, toute communication, voudrait-on par hazard les considérer capables de préserver les contrées ottomanes de tout fléau, et les reconnaître comme gardes sanitaires? Si le voyageur en passant du territoire persan dans le territoire ottoman ne transmettera pas les foyers épidémiques, ces tribus pillardes les transmettront pour sûr et sans l'autorisation sanitaire. A cet égard tout le monde sait combien d'embarras et de mal ces peuples mi-sauvages ont causé aux habitants de la Turquie, et le gouvernement turc ne tolérera pas longtemps ces violations, leurs méfaits et leurs crimes. Tout dernièrement encore, malgré une surveillance rigoureuse à la frontière, d'après le *Zevra*, (*Turquie* 21 Mai,) 400 hommes piétons et cavaliers de ces tribus franchirent la frontière et assaillirent la ville de Hanneguine afin de délivrer leurs compatriotes enfermés dans la prison de cette ville qu'ils livrèrent au pillage. Ils réussirent à arriver vers minuit jusqu'aux portes de cette prison, et, après avoir tué deux factionnaires de garde et blessés deux autres, ils en ont forcé les portes et délivré tous les prisonniers. L'alarme ayant été donnée, la garnison et les habitants se sont réunis pour repousser l'attaque et on est parvenu après une heure et demi de combat dans l'intérieur de la ville, à repousser les assaillants. Et plus tard dans le même journal du 3 juin, en confirmant ce fait, il est dit « que le gouverneur de Zihab a trempé dans cette affaire, et que les deux pelotons de chasseurs campés à quelque distance de la ville n'ont pu poursuivre les brigands parce qu'ils ont été protégés par une nombreuse cavalerie qui les attendait au dehors de la ville pour couvrir leur retraite.» Le même journal ajoute plus bas, « que le frère du gouverneur lui-même, quelques jours après ces événements, avait réussi à former une bande de quelques tribus pillardes, avec laquelle il franchit la frontière et attaqua trois villages, d'où il emporta de riches dépouilles.» Et au 28 juin il rapporte aussi : « Une dépêche télégraphique de Bassora nous apprend qu'une cinquantaine de brigands persans ont traversé pendant la nuit le Chat-el-Arab dans le voisinage de la ville persane de Mohamara, et qu'ils ont assailli la douane d'Aboul-Hanib. Ils ont pillé cette douane après avoir mis les employés hors de combat.» Mais non seulement dans les contrées persanes, dans les turques aussi il y a des tribus farouches, les Sandjas, les Hamawends et autres faisant des excursions d'invasion et de déprédation dans le territoire persan. Ainsi tout dernièrement les Hamawends ont pénétré dans le sol persan, enlevé un bon butin et même tué le gouverneur persan de la frontière, le nommé Melek-niaz-khan. Ces tribus nomades persanes et turques toutes les deux réfractaires aux gouvernements légitimes sont presque indépendantes et en conflit perpétuel. Or, eu égard à toutes ces considérations et à ces histoires criminelles, pourrait-on soutenir que pour préserver les provinces ottomanes de toute épidémie, il n'y a que deux routes principales à garder, savoir, celle de Bayazid et celle de Hanneguine et que c'est une entreprise facile à exécuter? Si, moyennant un bon contingent de troupes on parvenait à contenir les populations du Kurdistan, de même que par la protection des forteresses naturelles des montagnes qui limitent les deux territoires, pourrait-on garantir le restant de la frontière étendue et sans défense, de Hanneguine et de Mendeli jusqu'au golfe persique? Pour nous et pour des hommes éminemment pratiques et bien renseignés sur la topographie de ces régions asiatiques, le projet de fortifier la ligne de Bayazid jusqu'à Bassora est plus poétique que réalisable, par les moyens dont peut disposer le gouvernement de S. M. le Sultan. Une surveillance *relativement* efficace serait possible dans le seul cas que l'Etat pût placer à cet effet une armée de 100 mille hommes. J'ai dit que cette mesure serait à peine relativement et non absolument efficace, parce que l'expérience nous a fait voir que les cordons sanitaires en général ont un effet illusoire, spécialement ceux d'une grande étendue, et que seulement les cordons restreints pourraient être d'une bien petite utililité. La ville de Constantinople nous a donné à ce sujet des exemples tels qu'il n'est plus permis de compter sur un tel moyen de défense.

Ce ne sont pas les seules difficultés à surmonter pour établir une surveillance efficace sur toute la ligne de Bayazid jusqu'au golfe persique. Il y en a d'autres plus sérieuses tenant à l'hostilité du gouvernement persan contre toute réforme civilisatrice. Nous croyons à propos de jeter ici un coup d'œil sur l'état hygiénique de la Perse, et sur son état sanitaire pendant ces dernières catastrophes. D'abord, comme je l'ai déjà dit dans ma

monographie sur le choléra (partie historique), le mot hygiè-
ne est un mot vide de sens dans ce pays. — Les égouts
dans toutes les villes de la Perse se trouvent à ciel ouvert tout
le long des rues et représentent de petits ruisseaux charriant les
excréments humains.—Les eaux souillées par le lavage du linge
et des morts sont réservées aux populations pour préparer leurs
aliments et étancher leur soif.— Les bains publics et les réservoirs sont accessibles au personnes saines et malades simultanément; les scrofuleux, les syphilitiques et les lépreux s'y pressent
pêle mêle. — De tas de boue, des immondices de tout genre, le
fumier, les charognes encombrent et infectent les rues sans que la
main de l'homme les enlève et les enfouisse.—Les cadavres dé-
posés dans les magasins mortuaires sis au centre des villes sans
être soumis à aucun procédé d'embaumement, attendent le départ de quelque caravane pour être transférés dans les cime-
tières sacrés de Kerbellah et de Nédjib-Esref, empestant l'atmos-
phère par leurs émanations putrides.—L'eau des réservoirs des-
tinée par fanatisme religieux à purifier préalablement les aliments d'un usage journalier, savoir, poissons, verdures, viande,
est rarement changée et ne tarde pas à se corrompre. — A ces
inconvénients se joint la malpropreté corporelle des personnes,
des vêtements, des immeubles, et le mépris pour toute insti-
tution de salubrité.—Le simulacre d'intendance sanitaire fonctionnant à sa manière avec trois ou quatre médecins pour tout
l'empire, humblement soumis aux ordres des supérieurs
despotiques, toujours en contradiction avec la vérité et l'évidence vis-à-vis de l'administration sanitaire de Constantinople
etc. etc. Navrant tableau et bien pâle en comparaison de
ces dernières calamités désastreuses et lugubres ! En effet la disette et la famine depuis deux ans désolent toute la Perse.
La peste, le typhus, la dyssentérie ont exercé des terribles rava-
ges, tantôt une forme morbide prédominant, tantôt une autre. La
disette était si grande, les denrées si chères et la misère si
effrayante qu'on a vu même dans les villes principales des parents
vendre leurs enfants pour les soustraire à une mort certaine et

pour se procurer pendant quelques jours un morceau de pain. Les céréales ne pouvaient pas venir de l'étranger, car la neige encombrait les routes ; le froid était excessif et on manquait de charbon par défaut d'animaux de transport. Tout y a contribué, on peut dire, à alimenter les épidémies et à augmenter la mortalité, et ceux qui ne mouraient pas de maladie ou de faim mouraient du froid. Ainsi on a vu des spectacles tellement horribles, qu'on éprouve un déchirement de cœur en en faisant le récit. Les moribonds et les morts étalés dans les rues ; les premiers disputant aux chiens la proie des cadavres qui, à demi dévorés dans un état de putréfaction, étaient abandonnés en pleine rue sans sépulture. — On a vu d'autres affamés exhumer les cadavres des enfants et les manger, notamment à Hamadan. — Les indigents épuisés et amaigris comme des spectres se traînant avec peine pour mendier, se nourissant des détritus des égouts et des herbes des champs, vomissant, évacuant et mourant en plein air.—Les endroits où ils furent recueillis plus tard étaient de tristes bouges sans fenêtres, sans lumière, où ces misérables, respirant un air corrompu et se trouvant dans un complet dénuement, les chaussures en lambeaux et les vêtements sales et déchirés et sans combustibles pour se chauffer, se trouvèrent entassés les uns sur les autres, un morceau de pain noir à la main, épuisés et plus morts que vivants, les uns poussant des cris plaintifs d'une part, d'autres agonisants ou morts de l'autre, qu'on dirait des véritables bolges du Dante, d'où cependant quelques uns ont réussi à s'échapper.— Une fois taris les fonds de secours, le comité international livra ces malheureux à la pitié du gouvernement qui, par esprit d'économie, les expulsa de la ville et ils se rendirent tous dans les villages environnants où pour toute nourriture ils ne trouvèrent que de l'herbe des champs et où ils ont fini tous par mourir littéralement de faim. Que pouvait faire le Chah, malgré sa bonne volonté, seul, avec un entourage aussi dépravé que fanatique et possédant un royaume où le favoritisme, l'intrigue et la corruption priment la justice ; et où le vol, la concussion, la déprédation prédominent ? Royaume sans routes, sans municipes, sans médecins, sans comités de salubrité, terre d'infection générale et berceau de fléaux rédoutables, qu'on s'efforçait jadis de cacher par la violence et à l'aide de lâches salariés qui osaient tout démentir, ne cessant de protester cyniquement contre l'évidence des faits et d'affirmer, dans le but sans doute de tromper l'Europe, qu'au lieu de toutes ces horreurs que nous venons de décrire, il y a au contraire abondance de vivres, bien être et bon état de santé bravant ainsi l'intendance sanitaire et tout un conseil international qui a la tâche de protéger non seulement les intérêts sanitaires de la Turquie, mais du monde entier! Ce conseil respectable pouvait-il endurer plus longtemps ces assurances mensongères débitées à dessin afin de se débarasser de la contrainte des quarantaines à la frontière? Pouvait-il, dans ces temps de calamité publique, avoir la faiblesse de céder aux violences d'un pareil gouvernement, et, pendant que cet état de choses continue, relâcher les rigueurs des communications en ouvrant ses portes au commerce, et en même temps aux miasmes infectants et pestilentiels de l'empire persan et compromettre ainsi les contrées indemnes de la Turquie? Le conseil supérieur de santé a tenu une conduite louable et a fait très bien non seulement de conserver, mais de renfoncer la quarantaine à la frontière, car les mesures de restrictions ne sont jamais de trop lorsqu'il s'agit de préserver autant que possible un pays. C'est en présence de tels événements lugubres et des difficultés inhérentes à la configuration topographique des localités et au sauvage caractère des habitants des contrées limitrophes, en présence surtout de l'hostilité systématique du gouvernement persan, que le conseil supérieur de santé a voté un supplément de personnel sanitaire tout le long de cette ligne et demandé le concours des puissances européennes, afin qu'on fasse des démarches et des représentations collectives auprès du gouvernement persan, à l'effet d'organiser dans ce malheureux pays un conseil de santé pour protéger les intérêts vitaux de l'Empire ottoman et de l'Europe entière. Sur ce point je suis parfaitement d'accord avec l'Intendance Sanitaire pour que le conseil soit international, indépendant et énergique. Quant à l'autre proposition de nommer une commission internationale ayant la mission d'aller en Perse pour s'assurer des calamités qui affligent ce pays, ce qui d'ailleurs a été fait déjà par la commission extraordinaire du Caucase, nous sommes de l'avis contraire, car l'état sanitaire de la Perse est déjà notoire non seulement à l'administration de Constantinople, mais à toutes les institutions sanitaires de l'Europe par l'entremise des dépêches officielles que les représentants de toutes les nations résidant en Perse n'ont pas cessé à tout instant d'adresser à leurs gouvernements respectifs. D'ailleurs dans des moments aussi critiques quand même on voudrait déléguer une commision à cet effet, il y aurait une grande difficulté de lui faire parcourir un pays où les moyens de communication sont excessivement difficiles dans ce moment-ci, car presque tous les cheveaux et mulets ont crêvé par la famine. Tout au plus, elle pourrait envoyer sur la frontière pour constater l'impossibilité d'une surveillance efficace et d'étudier et proposer les moyens les plus propres à garantir les provinces turques des envahissements épidémiques. Cela étant, de deux choses l'une : ou que le Gouvernement persan fasse de bon gré les réformes réclamées par la civilisation, en donnant des garanties sérieuses, ou bien que les puissances y intéressées de l'Occident s'entendent simultanément et de commun accord sur les mesures médico-politiques à prendre dans ce pays afin de protéger les intérêts sanitaires de la Turquie et de l'Occident.

Cependant, dans ces derniers jours une heureuse perspective se présente aux yeux de ce déplorable pays. A l'heure qu'il est il n'y a ni choléra, ni peste. Le typhus et la dyssentérie ont diminué de violence, la mortalité est moins grande, et la famine est sur le point de cesser, car la récolte de cette année paraît assez satisfaisante. Outre cela il y a à signaler un grand rayon d'espoir, savoir la récente nomination de S. E. Melkom Khan Nazem Ulmuk (réformateur du pays) d'un pays tombé en telle décadence et en telle ruine. L'esprit éveillé et l'activité intellectuelle de ce haut personnage font présager une ère nouvelle pour la Perse. Par ses rares talents et par le concours d'autres fonctionnaires éclairés il saura introduire des sages réformes dans l'administration civile et sanitaire, et de cette manière ce malheureux pays pourra peu à peu se relever, et bien que tard, arriver un jour à sa régénération.

Plaise à Dieu que ces vœux se réalisent et puissent cesser par là ces regrettables dissidences politico-sanitaires, et en même temps ces incessantes craintes d'invasions épidémiques en Turquie et en Europe! (1)

Constantinople le 20 juillet 1872.

---

(1) Cet écrit était déjà imprimé lorsque malheureusement un télégramme de Téhéran, en date du 23 juillet, envoyé par le Dr. Castaldi annonce que « le choléra a éclaté avec force à Hamadan, et que le Dr. Schlimmer a été envoyé par le gouvernement persan pour y organiser une quarantaine.» Le Conseil de santé en train d'arrêter la libre pratique aux provenances de la Perse, à la réception de cette nouvelle regrettable, sagement en a suspendu l'ordre jusqu'à meilleur temps.